Td $^{57}/_{158}$

DU
CHOLÉRA MORBUS

DE SES CAUSES, DE SA NATURE,

DE SES

MOYENS PRÉSERVATIFS

ET DE

SON TRAITEMENT.

PAR LOUIS-VICTOR BENECH,
DOCTEUR EN MÉDECINE DE LA FACULTÉ DE PARIS.

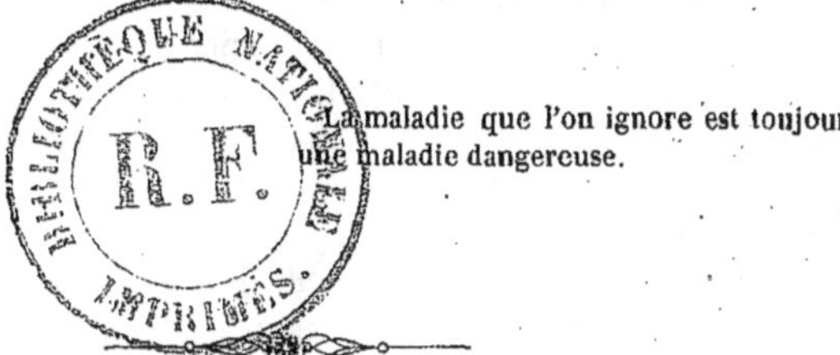

La maladie que l'on ignore est toujours une maladie dangereuse.

Une maladie est d'autant plus dangereuse qu'on la transforme en fantôme ; le choléra-morbus est de ce nombre. Cette maladie a été si funeste que son seul souvenir ou l'annonce de son retour épouvante tous les esprits. Cependant si, au lieu d'en parler, on l'eût méditée, certes le choléra-morbus serait loin d'inspirer la terreur, et un jour viendra où l'on aura la conviction que l'ignorance de sa nature en fait le principal danger. Cette époque ne peut tarder à arriver, et, en attendant, je crois être utile en publiant mes idées sur ce fléau qui nous menace encore, et se trouve à nos portes. J'ai rencontré deux fois cette maladie bien des années avant qu'elle eût la forme épidémique, ainsi que l'atteste mon recueil d'observations médicales. Je l'ai étudiée à Paris lors de son apparition à l'état épidémique, et plus tard j'ai écrit sur elle. Si l'on remarque ensuite que je me suis livré surtout à l'étude des maladies des viscères digestifs, où l'on fait siéger le choléra-morbus ; que je suis sans rival dans cette connaissance des maladies des voies digestives, ainsi que l'attestent des milliers de cures, même dans des cas compliqués de vomissements anciens et intenses; si l'on remarque que j'ai rencontré aussi de ces cas chroniques, où non-seulement les vomissements étaient journaliers, mais où l'individu, qui en était atteint, avait acquis depuis des années la couleur du nègre, on reconnaîtra, j'ose croire, que j'ai, plus que tout autre, le droit d'entretenir le public du choléra-morbus, dont je vais d'abord examiner les causes, puis les symptômes, ensuite les moyens préservatifs, et indiquer son traitement.

DES CAUSES DU CHOLÉRA-MORBUS.

Des auteurs admettent que cette maladie a son siége dans le sang; mais alors on suppose que le sang est vicié; et quelle en est la cause? On l'ignore, et une opinion pareille signifie qu'on n'entend rien à son sujet. Ensuite, avec ces idées, les symptômes ne sont plus des expressions du mode d'être douloureux de l'organisme en dehors duquel toute maladie est une chimère, et c'est dire que les causes que l'on admet sont sans aucun fondement.

D'autres auteurs, ne pouvant apprécier les causes de ce fléau, en ont fait un être à part. Selon eux, l'organisme perd la faculté d'exprimer ses maux et ils placent ceux-ci au-dessus des efforts intellectuels qui chercheraient à les apprécier. Auteurs, médecins, praticiens, journalistes, en font un monstre; l'imagination du public se frappe; on voit partout le choléra-morbus où il n'existe pas, les médecins, les publicistes et les administrateurs des hospices aidant, l'on décuple les causes, et l'on meurt dans une foule de cas de la peur de mourir. La maladie que l'on ignore est toujours une maladie dangereuse. Des imaginations font voyager le choléra-morbus à l'aide des vents; d'autres soutiennent qu'il s'avance en sens inverse de ces courants aériens; tantôt elles l'attribuent à des voyageurs, ou à des matelots, ou à des marchandises venus des pays où cette maladie existait, et c'est une erreur de plus. Encore une fois, l'on ne peut être atteint de cette maladie qu'autant que les conditions organiques sont telles que je l'ai dit plus haut; et une fois établies, tantôt la maladie est générale, si ces conditions organiques sont très-nombreuses; tantôt locale ou individuelle, si ces conditions organiques n'existent que chez un seul ou deux ou trois individus. Dans ces cas, sous l'influence d'un simple refroidissement, de l'usage de corps froids ou spiritueux, l'économie enraye ses fonctions, comme je l'ai dit plus haut, et si l'on remarque que ces causes sont partout, il est bien évident que le choléra-morbus n'arrive, ni de l'Asie, ni de la Russie, mais qu'il se développe chez nous comme les autres maladies, et que l'on n'est pas plus raisonnable ici que si l'on faisait partir de Sarmacande la grippe, les fièvres, etc. Si, au contraire, on eût réfléchi que l'homme ne peut être malade, que parce son organisme a perdu de son principe de vie ou que ses rapports, tels que la température, l'air, les aliments, etc., ne sont plus naturels, ou que ces deux causes existent à la fois, certes ce n'est ni dans les contrées de l'Asie, ni dans celles de l'Afrique que l'on aurait été chercher les causes du choléra-morbus asiatique, mais bien chez nous et autour de nous, et l'on eût admis que lorsque la même maladie existe dans des contrées différentes, la même cause existe également dans tous ces pays.

Etudiez les rapports habituels des habitants des contrées brûlantes de l'Inde ou de l'Afrique, et certes, il ne vous sera pas difficile de déterminer pourquoi le choléra-morbus est chez eux une maladie épidémique. Soumis à des chaleurs excessives qui épuisent par d'abondantes transpirations, privés d'aliments réparateurs des forces organiques et de boissons qui tonifient, ils sont toujours prédisposés aux maladies. Si l'on remarque ensuite que dans ces régions, les populations s'abrutissent au lieu de s'éclairer, il est bien évident que si ces peuples sont des êtres chétifs, il n'est rien qui étonne dans ce fait, quand on remonte au milieu dans lequel ils vivent.

Maintenant, supposez ce qui n'est trop souvent que réel, qu'il arrive une année de misère, que le ciel punisse ces peuples d'être assez imbéciles pour se dégrader à la fois au physique et au moral, et il est évident que leur organisation, déjà fortement altérée, perdra encore de ses forces. Mais dans ces contrées, comme chez nous, il existe des saisons opposées : des saisons froides et pluvieuses y succèdent à des chaleurs brûlantes; alors la chaleur animale affaiblie est fortement enlevée, et la vie épuisée. Si ce changement de température arrive subitement, la calorification annulle presque entièrement ses fonctions; chez une masse d'individus les capillaires sanguins l'imitent, ils deviennent inertes, les viscères digestifs s'affectent, et alors arrivent tous les symptômes du choléra-morbus. D'autres fois, l'organisme est épuisé lentement, et la maladie paraît soit sous l'influence des chaleurs, ou sous celle de la saison la plus régulière, parce que l'altération organique acquise ne permet plus de vivre dans des rapports naturels.

Ces mêmes causes que nous signalons dans les régions lointaines existent-elles maintenant en Europe, et par conséquent en France ? On ne peut le nier. D'abord, les guerres qui, pendant un quart de siècle, ont détruit complètement l'élite de la nation n'ont laissé qu'une population infirme et par conséquent prédisposée aux épidémies. Si l'on considère ensuite que les médecins ont constamment avec leurs systèmes meurtriers apauvri, pendant plus d'un demi-siècle, le physique de l'homme, et que l'habitude d'une pratique désolante, une fois admise comme vraie, chacun oppose à la moindre de ses douleurs les moyens destructeurs de la vie, en croyant remédier à ses souffrances; on sent aussi que par cette pratique permanente de destruction l'espèce humaine est entretenue dans une débilité organique profonde qui la prédispose aux épidémies.

Si les deux fléaux, la guerre et la médecine, ont été si nuisibles à l'espèce humaine, il existe d'autres causes non moins importantes que nous allons développer. L'homme est né propriétaire, chasseur, agriculteur, et la nature, en le fixant au sol qui l'a vu naître, fut providentielle pour lui, parce que sur ce sol il développe son physique, il étudie le monde où il est placé, et marie son existence aux végétaux dont les brillantes fleurs lui rappellent son enfance ou ses amours, leurs feuilles ses premiers abris, leurs épidermes ses vêtements, et leurs fruits les premiers aliments qu'il préférait quand il quittait le sein de sa mère. Dans cette heureuse position, à mesure que les bois, les forêts, les plaines, les ruisseaux et les fleuves fixent son attention, son génie se multiplie, et les chairs des animaux assouvissent ses appétits carnassiers pendant que leurs dépouilles l'abritent contre l'intempérie des saisons. De plus, en étudiant ses œuvres, l'homme perfectionne ses abris, et il trouve dans les lins, le chanvre, les laines non seulement les corps qui le protègent le plus contre les chaleurs et les froids, mais qui forment encore sa parure la plus brillante. Si quelques rayons du soleil, si un air pur, si les aliments les plus simples délectent nos sens, la nature en décomposant les fruits produit les boissons fermentées qui, en favorisant la digestion, décuplent les forces, et avec elles le plaisir. Son génie, appliqué à l'étude des corps auxquels l'unit son existence, accroît facilement ses conquêtes, et en suivant cette route la vie n'est qu'un mirage qui nous montre au-dessus du bonheur ordinaire mille bonheurs encore inconnus.

Tel est l'état de l'homme livré à la nature; mais sa raison et ses instincts, insensiblement abrutis, suivent une route opposée. Par la toute puissance de ses erreurs, les graines, les fruits sont plus rares dans chaque saison, les chairs des animaux n'apparaissent que dans quelques localités au lieu d'être communes; leurs dépouilles, qui protégeaient jadis l'homme contre mille corps différents, disparaissent de plus en plus; le Français pour se vêtir ou se parer, emprunte le coton aux infimes habitants des zônes brûlantes; ses boissons fermentées sont corrompues ou presque inconnues dans leur état naturel; ne pouvant vivre dans les champs, il court s'étioler dans les fabriques, et, grâces à cet abrutissement de ses instincts, l'homme vit dans un quasi égarement, il exprime des malaises éternels; il ne reconnaît que les alarmes; ses enfants, loin de peindre le bonheur par leurs gracieux sourires, ne font entendre que des cris plaintifs en attendant une mort prématurée; sa famille est un centre de deuil; partout son physique est en rapport avec ses souffrances; partout on le trouve profondémennt détérioré; peut-être ne suis-je pas dans l'erreur en avançant que dans un avenir peu lointain la procréation de l'homme n'aura lieu, comme celle des animaux, que dans les belles saisons, et c'est dire combien l'espèce humaine est prédisposée aux épidémies, qui depuis des siècles font tous les ans des progrès, ainsi que l'attestent des maladies épidémiques, meurtrières de nos jours, inconnues chez nos pères.

Si tous les corps qui sont les principes de la vie sont rares ou altérés, les hommes, qui par leur intelligence sont destinés à connaître l'homme et ses rapports, afin de lui servir de guide dans la carrière si orageuse de la vie, ne sont plus que des génies qui ont pour but d'encenser l'esprit de parti, pour avenir le pouvoir et le résultat de leur division est de transformer la nation en une proie qu'ils dévorent jusqu'à ce que des mains plus hardies l'enlèvent pour la dévorer à leur tour. Bien plus, créateurs des systèmes désolants, ils attaquent jusqu'aux instincts que les bêtes féroces respectent même entre elles, et oubliant que les inégalités des conditions sont l'une des lois les plus absolues de la nature chez tous les êtres animés, ils montrent comme une vertu la spoliation et l'assassinat d'un parti pour enrichir les voleurs et les assassins. Grâce à ces génies, qui tour à tour dominent, tout gouvernement semble devoir être éphémère, toute position sociale douteuse, tout avenir incertain, les alarmes sont de tous les instants, tous les citoyens deviennent très-impressionnables, ils s'exaltent, le système nerveux s'affaiblit, et alors se multiplient les prédispositions aux épidémies. Si celles-ci règnent, le prêtre les regarde comme des vengeances célestes de crimes inconnus, tandis qu'elles ne sont que la conséquence de l'ignorance de l'homme dans la pratique des moyens conservateurs de la vie. Il épouvante les populations; et les journalistes, à leur tour, prêtres d'un nouveau genre, non moins étrangers aux connaissances réelles de l'homme, et par conséquent non moins dangereux, publient des morts subites, ou merveilleuses; les médecins en racontent de pareilles dans les familles; l'organisme, déjà très-affaibli, est foudroyé par la terreur, et la mort paraît dans tout son hideux aspect.

Telles sont les causes générales des épidémies! Ces causes sont nées le jour où l'homme, riche de ses conquêtes, crut qu'elles avait atteint leurs véritables bornes, et oublia la marche qui l'avait conduit à tant de grandeur. Le repos fut fatal, ses passions surgirent sans contrepoids, et alors parurent tous les maux qui le punissent de sa décadence physique et morale, tandis qu'en fixant toujours ses regards sur l'avenir pour l'unir au passé, il n'eût jamais connu que l'âge d'or.

Telles sont les causes générales du choléra-morbus. Quant aux causes particulières, elles sont les mêmes que les précédentes, seulement elles sont locales et n'agissent que sur quelques individus. Parmi ces causes isolées, on doit compter surtout une altération organique profonde, la terreur et les prédispositions où l'on se trouve par suite des maladies, telles que la gastrite, l'hypocondrie, les affections nerveuses, les maladies de poitrine et la syphilis.

L'organisme ayant acquis l'altération dont je viens de parler, s'il arrive que cette décadence soit générale et qu'une cause telle qu'une température froide et humide, des chaleurs brûlantes paraissent subitement et qu'elles se prolongent, l'altération organique s'accroît, et lorsqu'elles ont complètement prédisposé les individus au choléra-morbus, cette maladie paraît.

DES SYMPTOMES DU CHOLÉRA-MORBUS.

Selon que les causes sont plus ou moins violentes, le choléra-morbus prend le nom de *choléra-morbus sporadique* ou *asiatique*.

DES SYMPTOMES DU CHOLÉRA-MORBUS SPORADIQUE.

1re période. — Apparition subite de la maladie; peau très-livide, sentiment de froid général et glacial, sueur froide visqueuse à la figure, vomissements et déjections alvines existant ensemble ou alternativement, et décomposition rapide de tout l'organisme. Tel est l'ensemble des signes qui caractérisent le choléra-morbus sporadique, et dont tous les autres symptômes qui existent sont dépendants.

2me période. — Peau animée, chaleur animale très-sensible au toucher, peau sèche, bouche pâteuse, disparition des vomissements et des selles, soif et volume du corps augmenté.

3e période. — Teint naturel, chaleur animale douce, exhalations cutanées et muqueuses normales, tendances au retour de la santé, faiblesse, mais pas d'accablement.

Cette maladie, toujours de peu de durée, à peine de vingt-quatre heures, est grave et presque toujours mortelle avec la pratique actuelle des médecins, elle est rarement dangereuse soumise au traitement naturel.

Nous venons de voir quelles sont les causes du choléra-morbus sporadique, nous venons d'énumérer ses symptômes et maintenant expliquons ces derniers.

La peau est livide, et par une raison bien simple, c'est que le sang, refoulé vers les viscères des voies digestives, manque à la peau, et qu'alors celle-ci est réduite à sa couleur naturelle que modifie l'épiderme. Les capillaires cutanées annullent en quelque sorte leurs fonctions; les capillaires qui fournissent la chaleur animale intimement liés avec eux, les imitent, ils cessent leurs fonctions, et de là naît le sentiment glacial qu'éprouve le malade. Mais par suite de la nullité des fonctions des capillaires précédents, le sang refoulé à l'intérieur n'est plus décomposé comme il devrait l'être; dès lors, il ajoute à la gravité de la maladie et la mort devient plus imminente. Je ne tiens que le langage de l'évidence, et voici comment agit alors la nature pour ramener la santé. Toujours, suivant son plan général, du mal elle fait naître le remède; les exhalants gastriques et intestinaux se trouvent surexcités par le sang non décomposé; ils réagissent sur celui-ci, ils le décomposent fortement, ils versent leurs produits ou les mucosités sur les voies digestives; celles-ci se contractent, et de là naissent les vomissements et les déjections alvines qui suppléent à l'inertie des premiers capillaires affectés. S'il existe une sueur visqueuse à la figure, c'est parce que les capillaires sanguins de cette région, conservant une certaine quantité du sang, ce fluide surexcite les exhalants cutanés, qui, à l'instar des exhalants muqueux, décomposent l'excitant général et concourent ainsi à la guérison. Le mal étant grave, l'organisme se débat avec énergie, et l'on conçoit alors que les vomissements et les selles étant intenses, l'organisation se décompose rapidement, puisque ses matériaux nutritifs sont enlevés avec force.

Dans la seconde période, la peau est animée, parce que l'irritation intérieure ou des viscères digestifs étant bien moins forte, le sang n'étant plus appelé vers ces viscères, se reporte à l'extérieur et colore la peau. Quant à la chaleur animale, si elle est vive, c'est parce que les capillaires qui la produisent se trouvent surexcités par le sang qui n'est pas encore à l'état normal, et qu'alors ils fournissent plus de chaleur. Si la peau est sèche, si la bouche est pâteuse, on en trouve la raison dans le fait que les capillaires qui forment la sueur et les mucosités sont accablés par le sang qui n'est pas encore assez décomposé. Si les vomissements et les déjections alvines ont disparu, c'est qu'après avoir fortement décomposé le sang, celui-ci n'est plus assez anormal pour surexciter les exhales muqueux. Enfin, si le volume du corps paraît plus grand, c'est que la chaleur animale le dilate.

D'après ce qui précède, nous voyons chaque organe qui a été accablé revenir à la santé dans un sens inverse. Ainsi, dans la deuxième période, les capillaires sanguins et ceux de la colorification réagissent, mais avec force; ces derniers décomposent encore le sang; et ce fluide, redevenu plus naturel dans la troisième période, les exhalants cutanés et muqueux réagissent, puisque la peau et la langue deviennent douces au toucher. Enfin, le malade n'est plus accablé, mais seulement faible, et c'est dire que la nutrition reprend ses fonctions.

DES SYMPTOMES DU CHOLÉRA-MORBUS ASIATIQUE.

Ces symptômes présentent deux variétés importantes, l'une dite *choléra-morbus asiatique humide,* parce qu'elle est compliquée de vomissements, et l'autre dite *choléra-morbus asiatique sec,* parce qu'elle n'est pas compliquée de vomissements, dénominations qui prouvent à elles seules combien la maladie est méconnue.

PREMIÈRE VARIÉTÉ.

Des symptômes du Choléra-Morbus asiatique humide.

Les causes de cette maladie dite choléra-morbus asiatique humide sont les mêmes que celles de la précédente maladie, seulement elles sont plus intenses. Quant aux symptômes, les voici :

1re période. — Espaces cutanés plus ou moins étendus, couleur de cinabre, de lie de vin et parfois imitant l'indigo, surtout à la figure ; peau très-froide ; sueurs froides à la figure, vomissements et déjections alvines rares ou peu intenses ; décomposition très-rapide de l'organisme et prostration complète presque instantanée. Tels sont les signes caractéristiques de cette maladie, dont les autres ne sont que la conséquence.

2e période. — Diminution très-lente des plaques couleur lie de vin ou noires ; chaleur animale prononcée, mais faible ; peau sèche au toucher, langue un peu pâteuse, cessation rapide des vomissements et des déjections alvines et retour très-lent des forces. Tels sont les signes caractéristiques de la maladie dans la seconde période.

3e période. — Aspect cutané plus naturel, chaleur animale un peu plus forte, peau douce au toucher, langue humide et prostration bien moindre.

Quant aux explications des symptômes, celles que j'ai données des symptômes de la maladie précédente, suffisent pour montrer la nature des symptômes de cette dernière maladie. Ainsi, la cause est la même ; seulement, elle est plus intense, et alors la peau est plus livide ; mais le mal étant plus grave, la circulation capillaire sanguine cutanée est comme suspendue, d'espace en espace ; le sentiment du froid est plus prononcé ; et la raison toute simple de ce fait c'est que l'organisme étant plus profondément affecté, la circulation des capillaires sanguins étant comme anéantie, la couleur lie de vin ou noire paraît d'espace en espace, et que la calorification étant plus affaiblie, fournit moins de chaleur animale. Si la sueur est peu apparente, si les vomissements et les selles ne sont pas intenses, étudiez l'agonie en quelque sorte des exhalants cutanés et muqueux et ne soyez pas surpris que, ne pouvant que faiblement réagir, les sueurs et les mucosités ne soient pas aussi intenses que dans la première espèce de choléra-morbus. Enfin, si la prostration est plus complète, ce qui précède explique cette différence.

Dans la seconde et la troisième période, la réaction est lente, parce que le principe de vie manque dans tous les organes qui luttent bien difficilement. Comme on voit, les causes, les symptômes, tout s'harmonise pour vous montrer que la nature étudiée dans toute sa simplicité n'est jamais mystérieuse, même dans les cas les plus graves.

DEUXIÈME VARIÉTÉ.

Des symptômes du choléra-morbus asiatique sec.

D'abord mêmes symptômes que ceux du choléra-morbus sporadique et humide, seulement il n'existe ni sueurs, ni vomissements, ni déjections alvines, tandis que tous les autres symptômes sont plus graves, que la couleur noire de la peau est plus foncée, plus étendue, parfois générale, et que la chaleur animale semble éteinte. Quant à la réaction, elle se fait plus lentement aussi, parce que l'altération organique étant plus grave, les symptômes sont plus difficiles à disparaître.

Quant à l'explication des symptômes, elle dérive de ce qui précède, et en tenant compte de l'action des causes, on ne trouve ici qu'un surcroît de ces dernières, qui suspendent en quelque sorte la vie avec la rapidité de l'éclair.

Telles sont quelques idées que j'ai cru devoir donner des causes et de la nature du choléra-morbus. Cette maladie a, comme on voit, son siége dans les capillaires primitifs et consiste dans une altération profonde de l'organisme qui préexistant aux symptômes, s'élève à son comble sous l'influence de causes que j'ai énoncées plus haut. Ce qui prouve que mon opinion est fondée, c'est que, lorsque le choléra-morbus asiatique sévit en France, il porta surtout son ravage sur la classe des citoyens la plus sujette à la privation des corps les plus utiles à l'entretien de la santé, ou qui, livrés au système médical régnant, étaient très-affaiblis. Analysez les faits, multipliez-les, et vous serez réduit à émettre cette opinion, que le choléra-morbus, soit sporadique, soit asiatique, n'est que l'expression d'une altération profonde de l'organisme, ayant son siége dans le système capillaire primitif, et conséquemment dans tout l'organisme.

Toutes ces variétés peuvent être sporadiques ou épidémiques ; les faits disent cette vérité. D'abord, on ne peut contester que le choléra-morbus sporadique existe dans nos contrées. Il est positif aussi qu'il peut s'y montrer à l'état épidémique. J'ai observé cette dernière variété en 1831 ; j'affirme que dans la salle du docteur Magendie à Paris, il n'y avait sur soixante-dix malades que des cholériques tels que ceux que l'on avait toujours remarqués avant le choléra-morbus asiatique.

Ce dernier choléra existe aussi d'une manière isolée ou à l'état sporadique dans nos pays, ainsi que le prouvent les faits rapportés dans mes écrits. Quant au caractère épidémique, les souvenirs du passé n'attestent que trop que cette maladie revêt ce caractère, et l'on conçoit que cela doit être, car, du moment qu'une maladie est isolée, on conçoit qu'elle peut devenir générale, puisque ses causes peuvent se multiplier.

D'un autre côté, comme la nature, en modifiant les causes, modifie les symptômes, on ne peut disconvenir que, s'il arrive que les causes ne soient pas trop intenses, la maladie ne prenne un caractère chronique dans toutes les variétés du choléra-morbus. D'abord, dans ma pratique, j'ai rencontré des malades qui vomissaient tous les jours, depuis des années, souvent plusieurs fois par jour, et quelquefois des journées presque entières, et chez lesquels ces vomissements se compliquaient parfois de selles, mais qui n'étaient jamais intenses. Même observation pour le choléra-morbus asiatique. Je cite dans mes écrits un malade qui accusait depuis des années des souffrances qui étaient compliquées depuis très-longtemps d'une couleur noire foncée à la figure, et très-prononcée sur le reste de la peau. Ce que j'avance est basé sur des faits, et, s'ils avaient été bien observés, l'on aurait admis que le choléra-morbus était bien moins redoutable qu'on ne le pense.

DES MOYENS PRÉSERVATIFS DU CHÓLÉRA-MORBUS.

Quant aux moyens préservatifs, ils sont très-simples, attendu qu'ils ne sont en quelque sorte que la pratique des moyens que la nature crée pour entretenir la santé ou la raffermir, en ayant soin d'ajouter à ses principes. Ainsi :

1° Que l'on évite les grandes chaleurs, les grands froids, et surtout ceux qui sont humides, attendu que les premières énervent et accablent à la fois, et que les seconds, en enlevant trop la chaleur animale, semblent éteindre la vie.

2° Que l'endroit que l'on habite soit bien éclairé, et qu'il reçoive la lumière pendant une grande partie du jour, attendu que le fluide lumineux est le plus grand moteur de l'organisme, et qu'il l'anime, en quelque sorte. Que l'habitation soit parfumée, mais faiblement, avec des aromes, tels que ceux du romarin et de la sauge, car ces corps purifient l'air qui les environne, et, par leur action sur les poumons, activant ces derniers, ils rendent le sang plus pur. On ferait bien aussi de purifier sa demeure, en y brûlant de l'encens soir et matin, car, du moment que ces aromes plaisent, ils sont avantageux.

3° On pratiquera des frictions sur la peau, tous les jours, au matin, avec des étoffes de laine, pendant quinze à vingt minutes, au moment de son lever. On choisira des étoffes qui ne soient ni trop douces, ni trop grossières. La véritable flanelle très-ordinaire est la meilleure. On fera bien de verser sur ces étofles de laine deux cuillerées environ d'eau-de-vie ordinaire, dans laquelle on aura mis infuser des feuilles de sauge, de romarin et de menthe par parties égales. Ces feuilles seront infusées dans un demi-litre d'eau-de-vie, que l'on coupera après l'infusion avec un demi-litre d'eau commune. Ces infusions seront faibles, afin qu'elles ne répandent qu'une odeur très-légère.

Par ces frictions, on entretient les humeurs à la peau, on donne du ton, et l'on résiste mieux à l'action des corps extérieurs. Si l'on remarque ensuite que les aromes sont immensément répandus dans la nature, et qu'ils servent aussi à assainir l'air, on fait bien d'ajouter des aromes au liquide qui sert pour les frictions.

Ces aromes doivent être du nombre de ceux que j'ai indiqués plus haut, et faibles sous le rapport de leur action, sinon ils fatigueraient le cerveau et causeraient des maux de tête. Anciennement on vanta le camphre, les chlorures de Labarraque ; mais ces corps sont nuisibles, parce qu'ils surexcitent ou qu'ils stupéfient, de sorte que l'on ne saurait douter qu'ils n'altèrent, qu'ils ne débilitent l'organisme, et qu'ils n'exposent ainsi à la maladie qu'on veut éviter. D'ailleurs, l'impression qu'ils causent étant pénible, dit assez qu'on doit les éviter.

Quant aux chemises et aux caleçons, qu'ils se composent surtout de toiles de lin ou de chanvre, attendu que ces tissus sont les corps les plus favorables contre les chaleurs et les froids, ou les passages subits de l'un à l'autre. Si l'on est délicat, ou si l'on est dans une saison froide et humide, on ferait bien de placer un gilet de flanelle sur la chemise, et non sur la peau, attendu que la laine irrite celle-ci.

Quant aux vêtements, leurs tissus doivent être de chanvre, de lin ou de laine; ils doivent être larges, bien aérés, et, tous les matins, l'on aura soin de verser sur eux quelques gouttes d'alcool, où l'on aura fait infuser des plantes ci-dessus désignées.

Les bains ont été trop vantés; et leur usage, de courte durée et presque rare, ne saurait être assez conseillé, attendu qu'ils énervent fortement et avec rapidité.

4° L'air est l'élément du principe qui vivifie l'organisme, non seulement en donnant au sang un corps qui préside à l'existence, mais en impreignant tous les corps nutritifs des qualités qui augmentent celles conservatrices de ce même sang, et c'est-à-dire qu'on ne saurait assez le rendre pur, et, par conséquent, éviter les miasmes qui le corrompent.

5° Quant aux aliments, ils se composeront de potages, de viandes et des légumes ordinaires; mais les soupes, les potages forment une faible nourriture, et en user une fois le matin seulement est le seul usage qu'on doive en faire. Tous ces aliments doivent subir les préparations ordinaires, en leur communiquant un peu plus d'épices, afin de les rendre plus excitants et de favoriser leur digestion, surtout pour les viandes blanches, telles que celles de poulet et de poisson.

Mais s'il est des aliments que l'on doive écarter ce sont surtout les bouillons gras pur, comme étant un corps des plus indigestes, et les viandes du bœuf boullies, attendu que réduites à leurs simples fibres ces viandes sont indigestes en général et peu nutritives. L'invention du bouilli est celle d'un cuisinier cosaque, car la même quantité de viande préparée différemment nourrit trois fois plus. On regarde la viande de porc comme étant de qualité inférieure, et l'on se trompe : elle est bonne sous toutes les formes, succulente presque toujours, et préparée avec quelques épices ordinaires, elle est précieuse.

Les viandes des jeunes animaux, soit domestiques, soit sauvages, sont dangereuses, et l'on ne saurait assez conseiller de les éviter parce qu'elles sont très-difficiles à digérer et qu'elles disposent aux dévoiements.

Les fruits tels que les pêches, les melons, les prunes, les figues et les raisins doivent être évités en général, parce qu'ils prédisposent au dévoiement, ce qui est dangereux en temps d'épidémie.

Toutes les boissons fermentées, les vins, le cidre et la bière, pourvu qu'elles soient de bonne qualité, sont avantageuses, et l'on doit éviter l'eau pure et les limonades, ainsi que les infusions de thé et de tout corps qui agit sur le système nerveux.

Comme l'on a besoin surtout de se tonifier pendant les temps où l'on redoute les épidémies, on ferait bien, dans la journée, de prendre deux verres moyens d'une infusion aromatique et amère, mais composée d'après l'exemple que nous donne la nature, en empruntant les amers et les aromes à plusieurs plantes à la fois, mais en se rappelant que cette infusion doit être très-faible et très-sucrée à cause de la nature même de l'homme. La mélisse, l'hysope, quelques fleurs de camomille peuvent servir à former ces infusions, qui ont le double avantage de favoriser la digestion et de développer les forces.

Quant aux eaux-de-vie, les liqueurs fortes, les vins de Xérès, de Madère, d'Alicante, de Malaga et tous ceux qui sont chargés d'alcool, ils doivent être soigneusement évités à cause de leur trop grande action sur le système nerveux. Tiendrons-nous le même langage sur le café ? On n'est pas trop d'accord sur son effet réel; mais ce qu'on ne peut contester, c'est qu'il agite, tandis que le vin calme; c'est qu'il cause des tremblements, tandis que le vin les fait cesser, et c'est dire que, malgré qu'il ait été fortement louangé, il n'en est pas moins vrai qu'il énerve, et que si l'on en use on doit en prendre très-modérément.

Les passions sont l'expression des forces de l'organisme, il ne faut jamais les combattre entièrement sinon on se détériore; il est utile de leur obéir de temps en temps, et s'il est une époque où le plaisir doive être encensé, c'est quand on craint les épidémies. Alors, en donnant de l'élan aux passions, on excite les organes, surtout le cerveau; ils réagissent mieux sur tous les corps qui sont nuisibles et ils se mettent ainsi à l'abri des maladies. Un léger excès par semaine dans l'usage des aliments et des vins naturels très-ordinaires est sans contredit le plus grand préservatif du choléra-morbus, et à plus forte raison des autres maladies. Les organes soumis à des rapports qui les excitent acquièrent dans ces rapports une force subite et extraordinaire; on peut dire sans exagérer que le plaisir est l'âme de la vie, et quand on craint les épidémies, il faut encore les multiplier plus que je viens de le dire, afin de tenir ainsi les forces au-dessus du fléau.

Si ensuite on réfléchit que la terreur de la maladie chez une foule de malades anéantit la vie en quelque sorte, et qu'alors le sang n'est plus décomposé soit dans les poumons soit dans les capillaires sanguins, ce qui donne à la peau un aspect plus ou moins noirâtre, surtout à la figure, certes il est bien évident que les conseils qui précèdent ne sauraient être assez recommandés. A l'époque où je vins à Paris étudier le choléra-morbus, qui était encore intense, j'éprouvai tout-à-coup dans la rue Dauphine un sentiment de froid général et des envies d'aller à la selle. Le médecin qui était avec moi me dit aussitôt que j'étais atteint du choléra-morbus; je me mis à rire, il était onze heures environ du matin, j'entre chez un restaurateur, nous déjeûnons, j'use un peu plus de viande et de vin de Bordeaux que d'habitude et je sortis guéri. Hélas ! que de

malheureux sont dans la tombe et qui seraient vivants s'ils m'avaient
imité au lieu de se gorger de drogues.

Si les moyens qui précèdent mis en pratique sont d'heureux préservatifs, l'exercice entier du corps doit être mis au premier rang pour
conserver la santé. Par ce mouvement général, les humeurs étant plus
élaborées et rejetées régulièrement hors de l'économie, le sang se re-
compose mieux, les forces sont plus facilement réparées, la santé devient un état habituel, et avec elle on possède les éléments du bonheur.

Mais si ces moyens sont un préservatif contre le choléra-morbus, un
autre qui ne l'est pas moins, c'est d'avertir son journaliste qu'on cesse
tout abonnement s'il parle du choléra-morbus; son médecin, qu'il sera ri-
sible s'il admet cette maladie, de baffouer celui qui la craint, attendu
que la crainte se développe par les bruits qui courent, qu'elle se change
en terreur, et qu'alors la crainte du mal engendre le mal qui nous tue.
Si on promenait dans divers quartiers de la capitale des hommes qui si-
muleraient le physique des cholériques, le public, familiarisé avec ces
images, serait moins frappé par l'épidémie et son ravage assurément
plus faible, parce que les craintes seraient bien moins vives.

Quant aux personnes qui sont prédisposées au choléra-morbus, par
suite de leur faiblesse, de leur âge, ou par suite de maladies, telles que
la gastrite, les maladies nerveuses, des poumons, les étourdissements,
la syphilis, elles doivent se faire traiter afin de n'être pas la proie des
épidémies quand celles-ci arrivent.

DU TRAITEMENT DU CHOLÉRA-MORBUS.

Tels sont les moyens préservatifs du choléra-morbus, et si la nature
les dicte, c'est elle aussi qui indique les moyens curatifs, qui varient selon les variétés principales de cette maladie.

Traitement du Choléra-Morbus sporadique.

1° Température ambiante élevée à l'aide de feu de bois, attendu
que le calorique est l'excitant naturel des capillaires sanguins cutanés,
des capillaires de calorification du derme et des exhalants de cette mem-
brane.

2° Yeux mis à l'abri de la lumière, à cause de l'état du cerveau, qui,
accablé déjà, serait encore plus accablé. Il n'en sera pas de même du reste
du corps, parce que la lumière, comme le calorique, rappelle les humeurs à l'extérieur;

3° Malade enveloppé de couvertures de laine, afin de mieux conserver le calorique autour de lui, cruchons remplis d'eau bouillante pla-

cés sur les parties latérales et aux pieds, et vapeurs sèches générales obtenues à l'aide de sucre en poudre jeté sur des charbons ardents, et dirigées entre le corps du malade et les couvertures, afin, par tous ces moyens, d'obtenir la réaction de la calorification cutanée d'abord, plus tard celle des exhalants cutanés, et d'appeler ainsi les humeurs à l'extérieur et de faire cesser les vomissements et les selles. Comme le mal marche rapidement, on doit agir avec les vapeurs de sucre, attendu que les vapeurs aqueuses sont longues à obtenir, et qu'en se refroidissant elles peuvent ramener le mal ou l'entretenir.

On se servira du calorique jusqu'à ce que la soif soit développée.

Comme le cholérique est toujours accablé, on graduera insensiblement le calorique sans être trop lent dans cette opération, car en l'accablant tout-à-coup par trop de chaleur, on exposerait sa vie.

Une fois la soif très-développée, et par conséquent les selles et les digestions alvines arrêtées depuis quelques minutes, on diminuera le calorique ; mais en ayant soin de l'entretenir par les cruchons remplis d'eau chaude, sans être bouillante, et de tenir le malade toujours enveloppé de couvertures. Bref, il faut maintenir le calorique sans trop le diminuer, et la raison, ou plutôt le bon sens, doit servir ici de guide, car trop de chaleur serait dangereuse, et la chaleur cessant trop tôt, les vomissements pourraient recommencer ;

4° Priver le malade de toute espèce de nourriture, de liquide et de médicament, attendu que les voies digestives étant surexcitées, tout excitant ou tout corps qui les forceraient à se contracter, entretiendrait le mal.

5° Repos horisontal autant que possible, attendu que le malade étant debout, les viscères digestifs étant alors comme suspendus, entretiennent le mal par leur propre poids.

6° Eviter les bruits, les odeurs, par les mêmes raisons que j'ai conseillé plus haut, d'éviter la lumière sur les yeux.

7° Tels sont les premiers moyens curatifs que l'on doit mettre en pratique ; mais avec eux la calorification réagit et la soif se manifeste, alors comme l'on a le signe certain que la nature tend à ramener la guérison, on laissera développer ce symptôme jusqu'à ce qu'il soit très-prononcée, afin que l'on ait la certitude que la réaction est complète. Ce signe acquis, on permettra au malade de se gargariser avec de l'eau froide, que l'on renouvellera souvent, sans jamais l'avaler, par les raisons que j'ai déjà données plus haut, et, en un mot, sous le rapport du calorique, on se conduira comme je l'ai dit plus haut.

8° La soif très-diminuée, toute envie de vomir et d'aller aux selles ayant cessé complètement, alors on permettra de distance en distance des gorgées d'eau à l'état frais, mais jamais trop froide. Par la même raison, on évitera la glace, car avec trop de froid on s'exposerait à ramener les vomissements et les selles, puisque l'on agirait dans le sens des causes de la maladie.

9° Une fois la soif calmée, on fera prendre aux malades deux à trois cuillerées à la fois de potage au pain et au bouillon gras léger, qui d'abord seront éloignés et ensuite rapprochés. Une demi-heure après chaque potage, on ne prendra aucune boisson ; mais ensuite on fera boire aux malades deux cuillerées environ d'eau un peu sucrée et rougie avec un cinquième de vin, mais que l'on ne boira qu'à température d'été. Si l'on agissait différemment, le peu d'aliments prescrits et la boisson, quoique minime, seraient trop lourds pour un estomac très-irritable, et l'on aurait à craindre des vomissements.

L'on suivra cette marche avec sévérité, en ayant soin surtout de résister aux désirs du malade pour l'eau froide, et de ne pas se presser pour augmenter ses aliments ; comme aussi de ne pas trop prolonger la diète, car alors on aurait à craindre le retour des vomissements causés par le besoin de prendre des aliments, vérité inconnue jusqu'à ce jour, et qui ne saurait être assez méditée.

Une fois que les premiers deux jours sont passés et que le retour vers la santé pendant ce temps a toujours fait des progrès, on augmentera encore les aliments en raison du retour progressif des forces.

Traitement du Choléra-Morbus asiatique humide.

Ce traitement est le même que celui qui précède, seulement : 1° le calorique ne doit pas être aussi élevé que dans le premier cas, attendu que les vomissements et les selles ne sont pas si prononcés ; ensuite parce que le malade étant très-prostré, trop de calorique l'épuiserait et aggraverait la maladie. 2° dans le cas où la figure serait violacée ou noire, on verserait sur elle de l'eau froide pendant que les membres intérieurs seraient stimulés par le calorique, afin, par le premier, de débarrasser le cerveau d'un sang noir qui l'accable, et de le mettre à même de mieux réagir sur les poumons, et, par le second, d'aider à la réaction générale. 3° quant aux aliments, ils sont moins à craindre que dans le choléra-morbus sporadique, puisque les voies digestives ont été moins fatiguées, et alors l'on aura soin de permettre un peu plus tôt la nourriture, de rapprocher un peu plus les doses et de les donner un peu plus fortes. On agira de même pour la boisson : elle sera plus rougie et, quant à sa température, elle sera toujours à l'état dégourdi.

Traitement du Choléra-Morbus asiatique sec.

Ici la prostration est complète et générale, et par conséquent le traitement le même que celui du choléra-morbus asiatique humide, seulement : 1° on répandra un peu plus d'eau froide sur la figure. 2° le calorique sur les membres inférieurs sera moins intense que dans le second cas; 3° si le pouls est très-sensible, l'on appliquera dix sangsues à l'anus, afin que le sang étant moindre les poumons puissent plus facilement le décomposer; 4° et enfin, infusion très-légère de fleurs de violettes peu sucrée et à l'état un peu plus que tiède, afin de modifier le sang, et par le calorique, de rapporter les humeurs vers l'extérieur. Cette infusion sera prise à petites doses un peu rapprochées.

Quatre heures après l'emploi de ces moyens, 1° faire prendre au malade des potages un peu plus forts et plus rapprochés que ceux ordonnés dans les autres cas, et permettre de l'eau un peu plus sucrée et plus vineuse, parce que le malade est comme anéanti par l'effet de la maladie; 2° et enfin, l'on aura soin de prescrire au malade une infusion très-légère de feuilles de mélisse et d'hysope, et de trois à quatre fleurs de camomille, à peine sucrée et que l'on boira par gorgées à des intervalles d'heure en heure, et toujours à l'état dégourdi.

Rien de plus ni de moins dans le traitement du choléra-morbus, et c'est dire que l'on doit éviter le camphre, les chlorures, les odeurs fortes, les frictions, les synapismes, les vésicatoires, les ventouses, les potions, et, en un mot, tout moyen curatif autre que ceux que nous venons d'énumérer, puisqu'ils sont indiqués par le mal même. D'ailleurs, qu'ont produit les remèdes empiriques? la mort et toujours la mort, tandis que je puis affirmer qu'en suivant la nature, ainsi que je l'indique, il sera facile de se convaincre que le choléra-morbus n'a été réputé terrible que parce que sa nature était méconnue et que tous les moyens curatifs étaient contraires ou mal appliqués.

Telles sont les idées que j'ai cru devoir émettre sur le choléra-morbus. Être utile est mon seul but, et j'ose croire que, si l'épidémie reparaît, j'aurai ajouté au bien immense que j'ai opéré par la médecine naturelle. Quant au choléra-morbus chronique, je l'ai passé sous silence, parce qu'il rentre dans les maladies chroniques dont je m'occupe habituellement.

PRIX : 1 fr. pris à Paris, et 1 fr. 25 c. pour les départements.

Chez **J.-B. BAILLÈRE**, Libraire, rue de l'École-de-Médecine, **17**, et chez l'Auteur, rue de Valois (Palais-National), **7**, à Paris, depuis midi jusqu'à **4** heures du soir.

Imprimerie de A. GUYOT, rue Neuve-des-Mathurins n° 18.

www.ingramcontent.com/pod-product-compliance
Lightning Source LLC
LaVergne TN
LVHW021803030726
842523LV00003B/1173